CONCUBITUS SINE LUCINA

OU

LE PLAISIR SANS PEINE.

CONCUBITUS SINE LUCINA

OU

LE PLAISIR SANS PEINE.

RÉPONSE

A LA LETTRE INTITULÉE :

LUCINA SINE CONCUBITU.

Optat supremo collocare Sisyphus
in monte saxum.

HORACE.

A LONDRES.
1752.

Concubitus sine Lucina

ou

le plaisir sans peine.

MONSIEUR,

En lisant la Brochure, dont il vous a plû de recréer le Public, il y a quelques semaines, j'ai formé le dessein, de vous faire part des refléxions que j'ai faites, et sur le fond de votre Ouvrage, et sur la façon dont vous l'avez traité.

M'appréhendenz de ma part, Monsieur, ni médisance, ni jalousie; ces défauts n'entrent pour rien dans mon caractére; c'est l'amitié la plus sincére et la plus vraye, qui me détermine à vous écrire, et j'ose me flatter, que vous en reconnoîtrez les traits, dans le cours de cette Lettre.

Quoique l'application, que vous avez faite de vos talens dans cette occasion, devroit m'en donner une idée assez médiocre, je ne peux m'empêcher de les admirer; et pour vous prouver à quel point je les respecte, j'avouërai sincérement et sans flatterie, que je vous en crois de suffisans, pour devenir un digne membre de cette Societé, que vous vous efforcez de tourner en ridicule.

Vous avez, Monsieur, traité un sujet glorieux, mais vous avez échoué dans les conséquences que vous en avez tirées. Vous avec fait briller aux yeux du Public, une foible étincelle du degré de lumiére, jusqu'auquel la raison et l'expérience peuvent être poussées en fait de génération; mais vous avez laissé, pour ainsi dire, à un autre, le soin de donner une forme à votre projét, de le rendre aussi agréable et récréatif, qu'utile et avantageux aux seules personnes qui peuvent le mettre en exécution.

Après tous vos soins et tous vos travaux, ce n'est pas nous, mon cher Docteur, ce sont les Dames, qui doivent mettre votre nouvelle méthode en pratique, et je suis bien aise de vous avertir, que telle faveur qu'elle prenne parmi les Sçavans, elles l'honoreront toujours d'un souverain mépris. Elles sont convaincuës, que la génération d'un enfant, exécutée suivant l'ancien usage, (usage auquel on s'est conformé jusqu'à ce jour, graces à la stupidité du genre humain, et à la privation où l'on a été d'un aussi Grand-homme que vous) est indispensablement accompagnée de deux circonstances qui en font la base: La prémière, de l'aveu de toutes, est la merveille du mond la plus digne de leur curiosité: Et la seconde . . . . vous me dispenserés de vous la détailler ; mais vous m'entendés assez, pour conclure que les Dames ne vous choisiront jamais pour leur Avocat. Auront-elles tort, de ne pas applaudir a votre projét, et doivent-elles avoir bien de l'obligation, à un homme qui a trouvé le moyen, de leur interdire la présence du Dieu, qui fait avec raison le plus cher objét de leur culte dans cette opération, et de ne leur laisser que les désagrémens de l'effet, sansles faire participer aux plaisirs de la cause?

Elles ont à peu près, Monsieur, de vos zéphirs voluptueux, destinés à remplir leurs momens de récréation, la même opinion, qu'un Auteur affamé peut avoir du vent de bize qu'il respire dans le parc, lorsqu'il se sent tout l'appetit qu'on peut désirer pour faire honneur à un excellent diner, et que le mauvais succès de sa derniére Brochure, le met hors d'état de s'en procurer un, même fort frugal. Elles laissent, à ce qu'elles disent, ces ravissemens aëriens, à des esprits aussi légers, que celui qui veut les mettre en faveur, et elles sont déterminées, si par hazard votre plan étoit accueilli des Supérieurs, à mourir vierges, et à renoncer à la propagation de l'espéce humaine, plutôt que de sacrifier le plus réel de tous les plaisirs, à vos espérances imaginaires.

C'étoit avec un chagrin inexprimable, que j'entendis tous ces raisonnemens, à l'assemblée, chez Madame . . . . . J'avois d'abord conçû pour votre système, (tout imparfait qu'il est) l'amour que vous pouvez avoir ressenti vous-même, lorsque vous en avez eu la prémière idée; mais, je trouvois un obstacle insurmontable à son exécution; je ne pouvois m'empêcher de conclure, qu'il nous étoit impossible d'avoir des enfans, si nous n'avions pas de méres, et que l'influence de tous vos zéphirs étoit inutile, si les femmes s'obstinoient opiniâtrement, à ne point en respirer le souffle prolifique.

Rempli, de toute la mélancolie d'un homme qui voit échouër son projét, je m'en retournai chez moi, le coeur attendri sur votre sort. Cent fois je réfléchis sur la gloire que vous auriez mérité; si ce systême que vous proposés, avoit pû être mis en pratique, et cent fois, je maudis le séxe féminin, dont le goût invariable pour les plaisirs solides, avoit fait échouër votre découverte. J'étois dans ma Bibliothéque en proye à ces tristes réfléxions, lorsque poussé d'un mouvement de colère, dont je ne fus pas le maître, je me levai précipitamment de mon siége, et donnant un vaillant coup de poing, sur les Livres qui se trouvérent à ma portée, j'en pris une douzaine, que le lançai avec fureur dans le feu: Brûlez, leur dis-je, et subissez le supplice que vous méritez, indignes et méprisables productions de l'esprit des hommes, soyez réduits en cendres . . . . J'allois continuër mes apostrophes contre la plûpart des écrits, lorsque j'apperçûs, que la prémière victime, qui, au milieu des flammes dévorantes présentoit son tître à mes yeux, étoit l'Ouvrage merveilleux, d'un des Membres de notre illustre Société, dans lequel, ce Sçavant instruit le Public, d'un nouveau moyen de faire éclore les oeufs.

Tout ce qui portoit l'image et le caractère de génération, avoit acquis le droit d'affecter mon esprit. Je me saisis du prémier vase que je trouvai sous ma main, je le répandis sur ce feu déstructeur, et ayant précipitamment saisi, les débris embrasés de ce Traité merveilleux, animé d'un transport d'admiration et d'étonnement, que je n'avois jamais ressenti, j'en étendis soigneusement devant moi les feuillets l'un après l'autre.

Cet Auteur nous dit, qu'un certain Diodore de Sicile, qui avoit long-tems voyagé chez les Egyptiens, pour apprendre leurs secrets, avoit découvert entr'autres curiosités, qu'ils possédoient l'art le faire éclore sans le concours des poules, un si grand nombre de poulets, qu'ils les mesuroient et les vendoient au boisseau à très-bon compte.

J'avois à peine parcouru une partie de ce Livre, qu'une légère étincelle de quelque chose, que je ne peux pas bien définir, commença à pétiller dans mon ame; mon coeur palpitoit de joye, en lisant l'éloge qu'il fait des Filles de l'Enfant Jésus, et la description qu'il donne, de l'utilité qu'on pourroit retirer des fours des Boulangers et des Patissiers, mais je ne sentis redoubler ce transport, lorsqu'il vint à parler des tonneaux et du fumier. Je donnai carrière à mon imagination; je songeai que ce fumier répandu dans nos compagnes, sert à faire croître cette nourriture solide, qui nous donne une seconde vie, et par un effort de raisonnement, que bien peu de personnes possédent, et dont je suis particulièrement redevable, au soin que j'ai, de me trouver assiduëment à toutes les Assemblées de la Societé Royale, je parvins à conclure, aussi sûrement que deux et deux font quatre, qu'un tonneau, pouvoit parfaitement bien faire les fonctions de la matrice, et qu'il étoit aussi facile de faire naître des hommes que des poulets, par le secours du fumier.

Préparez-vous, Monsieur, à me suivre dans mon systême, systême fondé sur une façon de raisonner trop brillante, pour être contestée par les ignorans, et que vous conviendrés être autant supérieure à la vôtre, que (pour me servir des termes d'un fameux Auteur) la lumière l'est à l'obscurité.

Réjouïsez-vous, Habitantes de la Grande-Bretagne, oubliez pour toujours les Johnsons, les Haymarkets, etc. Venez à Cold-Bath-Fields: Demandés hardiment Richard Roe, et vous verrés un homme, dont l'intention est, de vous dispenser des inconvéniens de la grossesse, et des douleurs de l'enfantement. C'est là, que le plaisir, revétu de tous les traits de la réalité (et non pas un amusement frivole, l'ombre d'un bonheur imparfait), sera mis en usage pour satisfaire vos désirs; vous y verrez les bosquets, plantés de cet arbuste prolifique, dont les dimensions et les propriétés, ont été si élegamment décrites dans un Mémoire, présenté il y a quelques années à notre Société. C'est là, que l'a r b r e d e v i e fleurit éternellement; c'est là, que sans la moindre inquiétude sur votre réputation, vous pouvés déposer le fruit indiscret de vos plaisirs, sinon aussi agréablement, du moins aussi aisément, que vous en avez reçû le principe; c'est chez moi, que vous pouvés jouïr sans restriction du souverain bien, et cesser de souiller vos ames du péché d'homicide, pour me servir du terme que le Docteur Short a employé, pour caractériser les précautions criminelles, que vous exigés de la plûpart de vos Amans.

C'est en un mot dans ma maison, que vous trouverés la solution de ce fameux probléme d'Erasme, qui a été adressé tant de fois à cette Divinité terrestre, qui chérit le prémier point de cette merveilleuse opération, aussi souverainement qu'elle en déteste le second

Ne rougissés point ô W—n, si l'utinam exiret tam facile quam iniisset de cet Auteur (en parlant de l'enfant, dont la femme d'un Ministre étoit enceinte), a été pour vous un paradoxe inexplicable. C'étoit à moi, qu'il étoit reservé de mettre en pratique, un chose, que cet Auteur avoit regardé, comme le souhait d'une imagination déréglée. En un mot, Monsieur, j'ai découvert une méthode, par laquelle, ce petit Embrion, qui existe en conséquence du plus sensible de tous les ravissemens, peut sortir aussi sainement et aussi aisément de ce cachot ténébreux, que le souffle amoureux de vos zéphirs peut y pénétrer.

Rempli de la réussite certaine de mon projét, et frappé de l'idée des avantages qui devoient en resulter pour ma patrie, je quittai mon logement en Ville, et je me retirai dans un quartier, où les loyers sont à beaucoup meilleur compte: je fis applanir un terrein assez spacieux, que je fis entourer de murailles, et je disposai de côté et d'autre des fours, ou plutôt des matrices artificielles, dont l'usage devoit être, de recevoir cette charge prétieuse que les faveurs de l'amour accompagnent, et qui devoit par conséquent rendre aux Dames, les apparences de cet état d'innocence dont elles jouïssoient, avant qu'elles se fussent exposées à avoir besoin de mes conseils.

Pour m'expliquer en termes plus intelligibles, je disposai dans les allées de mon jardin des couches de fumier, j'y ajustai des barils, des tonneaux, des poinçons, des pipes et des foudres des recipiens en un mot, de toutes grandeurs, afin d'en avoir de proportionnés, aux différentes tailles de mes chalandes: je plaçai dans chacune de ces étuves, un panier rempli de coton, et j'y suspendis un Thermométre, pour m'assurer du degré de chaleur nécessaire à mon opération. Je fis, à l'exemple du sçavant Auteur de ce Traité, plusieurs trous ou regîtres, au couvercle de ces fours. Je les garnis chacuns de leurs bouchons, afin d'y pouvoir faire entrer ou sortir, l'air extérieur ou intérieur, et y conserver toujours par ce moyen un dégré de chaleur égal à celui du corps humain. Après une exacte observation, (que je fis dans la maison de Madame Douglas*), en présence de plusieurs de mes Confrères,) de la chaleur des parties destinées à la formation du foetus, en y introduisant la balle de mon Thermométre, je trouvai, qu'elle étoit de trente-cinq dégrés et un seiziéme; d'où je conclus, que ce Grand-homme, en préscrivant de mettre sous l'aisselle la balle du Thermométre, ne connoissoit pas la partie la plus chaude du corps humain, et qu'une femme, telle variation qu'il puisse y avoir dans les tempéramens, est au moins de trois dégrès plus chaude qu'une poule.

---

*) Maison aussi connuë à Londres pour la facilité de ces expériences, que l'est à Paris celle de Madame P....

C'est à vous, mon cher Docteur, et à ce célèbre Académicien, que j'ai l'obligation d'avoir sçû préparer pour les foetus, des fours convenables, où le dégré de chaleur, fût égal à celui qui se fait sentir, dans le lieu qu'ils ont coûtume d'occuper. Je composai de plus une liqueur, Analeptico-Alexipharmaco-Cordiaco-Nutritive, pour leur servir d'aliment, après qu'ils auroient été déposés dans mes étuves. J'imaginois, qu'il ne me restoit plus après ces précautions, aucune appréhension sur la résussite de mon système, quand il me vint dans l'esprit, que j'avois encore à applanir la principale difficulté, qui fait le malheur de toutes les filles, qui suivent malheureusement les mouvemens de la nature, je veux dire, qu'il me restoit à trouver un moyen, de faire déloger ces petits Embrions de leur séjour ordinaire.

Je me rappellai, que dans le tems que j'étudiois à Oxford, la fille de mon Tailleur, étant venuë m'apporter une robe de chambre, il s'étoit passé entre nous une petite avanture, dont les suites malheureuses prouvérent indubitablement, qu'un de ces petits Embrions, s'étoit niché dans un endroit, dont tous les secrets de Médecine que je possédois, ne purent le déloger qu'au bout de neuf mois, que cette Ouvriére mit au monde une petite fille, que j'ai été obligé de faire élever à mes fraix et dépens. Le souvenir de cette fâcheuse catastrophe, m'interrompit au milieu de mon travail; je sentis, que mes matrices et mes fours devenoient absolument inutiles, si je ne trouvois pas un moyen, de faire sortir ces petits Embrions, des habitations que la nature leur a assignées.

Lorsque quelque difficulté m'arrête en travaillant, mon habitude est, de m'enfermer dans mon cabinet. Je sçai, qu'il est des Sçavans qui en pareil cas se contentent de faire deux ou trois pirouëttes, de prendre du tabac ou de siffler un air, mais j'avouërai, que cette recette ne m'a jamais été favorable: j'eus recours à mon ancienne façon d'agir; je me retirai dans mon laboratoire, et m'étant assis dans mon fauteuil, je me mis à rêver, et à tâcher d'imaginer un moyen de remédier à l'inconvénient, qui suspendoit l'accomplissement de mon projét; je fis des efforts de mémoire incroyables, pour me rappeller si aucun Auteur ancien ou moderne, avoit écrit quelque chose de rélatif à ce sujét; enfin après bien de tourmens, mes yeux se fixérent sur un vieux in-douze, sur le dos duquel, le Libraire attentif et ménager, avoit écrit sur un petit morceau de papier: Traité des Pierres prétieuses par Boëtius. Ah! mon cher Boëtius, m'écriai-je avec transport, que je donnerois volontiers une partie de mes richesses, si tu pouvois éclaircir la difficulté qui m'arrête. Hélas! . . j'étois si fort livré à la mélancolie de mes réflexions, que je ne m'étois pas apperçû, qu'au moment de mon exclamation, le Livre de ce bon Hollandois avoit quitté sa place, et étoit venu s'ouvrir à mes pieds.

Il falloit un événement aussi merveilleux, pour suspendre le chagrin qui me dévoroit, et quoique je n'eusse pas le moindre espoir, de trouver le moyen de faire accoucher les femmes, dans un Livre qui ne traite que des Pierres prétieuses, mes yeux s'occupérent, à parcourir la page qui s'étoit présentée à l'ouverture du Livre, et se fixérent sur un chapître, en tête duquel je lus le mot Aëtites.

Après beaucoup de verbiage et de prolixité, l'Auteur, passe aux vertus et à l'usage de ce fameux mineral, qui n'est autre chose que la pierre d'Aigle, généralement connuë;

par toutes les vieilles femmes de la terre. Après une ennuyeuse énumération de toutes ses propriétés, comme de faire disparoître les esprits, guérir le mal de dents, faire trouver les trésors, etc. je parvins à un article, dans lequel l'Auteur nous apprend, d'après l'expérience qu'il en à faite, que si une femme enceinte la porte a son bras, elle n'aura jamais de fausses couches; que si au contraire elle l'attache à sa jambe, ou à telle autre partie du corps, inférieure au siége de la conception, le foetus de tel âge, dans telle circonstance qu'il puisse être, sortira immédiatement du ventre de sa Mère.

Je me serois fait un scrupule, d'ajoûter moins de foi à la seconde, qu'à la prémière partie de ce récit miraculeux. J'envoyai en conséquence, chercher chez tous les Jouailliers, à tel prix que ce fût, toutes les pierres d'Aigle qu'ils pouvoient avoir; j'en trouvai heureusement une quantité suffisante, pour les besoins actuels de mes pratiques, et pour attendre le retour des Couriers, que j'avois dépéché dans les Pays étrangers, afin de m'en procurer un plus grand nombre.

Ce fut huit jours après la lecture de votre Livre, Monsieur, que je me vis absolument établi dans ma nouvelle habitation : mon jardin étoit préparé, mes matrices artificielles étoient disposées, mes pierres étoient en état ; je n'attendois, en un mot, que le moment favorable pour faire ma prémière épreuve.

Le lendemain je fis publier, que tóutes les Dames qui voudroient jouïr du plaisir, que cause ordinairement la façon d'un enfant, sans que leur honneur, ou du moins leur réputation, (ce qui est synonyme dans ce siécle) en courût le moindre risque, n'avoient qu'à se rendre chez moi, et qu'elles pouvoient être sûres, d'être délivrées du fruit de leurs amusemens, au bout de sept jours et trois heures, sans douleur et sans danger, même sans qu'elles s'en apperçûssent.

Vous vous imaginés aisément, que je ne manquai pas de visites. J'avois fixé le lendemain du jour de ma publication, pour procurer aux Dames cette satisfaction, et je n'étois pas encore levé, quoique je sois assez matinal, que ma salle et mon cabinet, étoient remplis de femmes du voisinage, depuis l'âge de quatorze ans jusqu'à soixante.

Malgré le plaisir que me causa cette affluence de Dames, occasionnée, sans doute, par une ferveur de zéle pour la propagation de l'espéce, je fus obligé, à mon grand regrét, d'en renvoyer la plus grande partie, en les avertissant, que lorsqu'elles reviendroient, elles eussent la bonté d'amener avec elles leurs galans. Je ne reservai pour subir ma prémière épreuve, qu'une jeune fille de l'âge de seize ans. Après quelques difficultés, qui (ainsi que l'ont remarqué les plus grands Philosophes, et principalement M. D . . .) accompagnent indispensablement les prémières expériences, je crus pouvoir me flatter, que mon sujét étoit dans l'état que je désirois, pour voir la preuve de mon systéme.

Je la gardai pendant sept jours et trois heures ; (ce n'est pas, que cet intervale de tems soit absolument nécessaire; quelques jours ou quelques semaines de plus, ne font pas le moindre changement, et l'expérience réussira toujours, depuis le moment de la conception jusqu'au neuviéme mois) à l'expiration de ce terme, je la menai dans mon jardin, et après avoir préparé un de mes plus petits fours, dans lequel, au moyen du fumier dont je l'entourai, j'introduisis le degré requis de chaleur, de trente-cinq degrés et un seiziéme, je pris une de mes pierres d'Aigle, que je lui attachai avec un ruban, au-dessus de la cheville du pied.

Ainsi disposée pour ce grand oeuvre, je la fis entrer dans l'étuve, et je la plaçai verticalement, sur le panier rempli de coton, qui devoit recevoir l'enfant dont elle étoit enceinte.

Réprésentez-vous maintenant, mon cher Docteur, avec quelle impatience, j'attendois la fin de mon opération; mais redoublés, je vous prie, votre attention; je n'avois pas encore achevé deux tours de promenade, et mon esprit inquiet travailloit encore, à comprendre comment ce miracle pouvoit s'accomplir, que j'apperçûs ma jeune Ecoliére bondissant, pour ainsi dire, de l'excés du plaisir dont elle étoit saisie, qui me prenant précipitamment par la main, me dit avec un transport, qui égaloit à peine celui que je ressentois . . C'en est fait . . mon cher ami, c'en est fait . . je suis accouchée.

Que l'on imagine, (si cela est possible) la joye dont je fus transporté à cette nouvelle. Je proférai mille actions de graces, à l'honneur du vénérable Hollandois, dont les lumières avoient applani mes difficultés, je fis mon compliment à la Demoiselle, de ce qu'elle venoit de recouvrer, l'état dont elle jouïssoit avant son entrée dans ma maison, et je volai vers le four qu'elle venoit de quitter: une foible voix que je crûs entendre sortir de l'étuve, et qui en sortoit effectivement, suspendit un moment ma course: j'arrivai cependant, et mettant la tête dans le tonneau, je vis, la postérité le croira-t-elle? un petit garçon, bondissant sur le lit de duvet que le lui avois préparé; je fermai aussi-tôt le four, et courant promptement chercher chez moi un bassin, rempli de l'analeptic que j'avois composé, j'y plongeai l'enfant qui venoit de naître.

Soit qu'il faille, que le foetus respire continuëllement, lorsqu'une fois il a commencé à le faire, soit que le conduit de la respiration, ne fut pas ouvert à celui qui venoit d'éclore, dans un tems, où, suivant les meilleurs Auteurs, il auroit dû l'être, j'eus le chagrin de voir noyer en peu de secondes, mon fils unique et mon héritier.

Comme M. D . . . nous dit, que l'on ne doit jamais se flatter de réussir, dans les premières épreuves que l'on fait, d'une matière aussi délicate, je supportai la mort de mon enfant, avec une constance vraiment philosophique, et l'espérance de la voir bientôt réparée, par la naissance d'une infinité d'autres, contribua beaucoup à m'en consoler.

Je donnai un second avis public, par lequel je fis sçavoir, que les Dames pouvoient se rendre le lendemain matin chez moi, pour essayer les fours les mieux proportionnés à leur taille, et travailler ensuite à la propagation du genre humain, pourvû qu'elles se ressouvinssent ponctuellement du quart-d'heure, afin que je pusse calculer le terme de leur accouchement, et faire mes préparatifs en conséquence.

J'avois pris la précaution, avant d'afficher cette invitation générale, de disposer trente-cinq étuves, capables chacune de recevoir, depuis cent jusqu'à cent cinquante Embrions; malgré cette attention, le nombre des Dames qui me firent l'honneur de me venir voir fut si considérable, qu'après en avoir laissé entrer pendant deux heures, je fus obligé de refermer ma porte, de crier par la fenêtre que ma maison étoit pleine, et qu'il m'étoit impossible d'en recevoir davantage.

Comme mon dessein étoit, de suivre en tous points l'exemple de mon Maître M. D . . . je me proposai de tenir une note exacte, du jour de la formation de ces petits Embrions, et lorsqu'ils seroient éclos, d'en écrire soigneusement la date, sur la partie la plus charnuë de leur corps, afin de m'assûrer du moment où ils seroient parvenus au terme de neuf mois, et où ils pourroient par conséquent abandonner les fours. Je fis sçavoir, que toutes les Dames qui voudroient se divertir chez elles, et m'envoyer exactement leurs noms, les circonstances, l'heure et le moment de leurs plaisirs, seroient également reçuës chez moi au tems préfix, et qu'elles y jouïroient des mêmes priviléges, que celles que je m'étois déterminé à garder dans ma maison, jusqu'au terme de leur accouchement.

Le nom des personnes, m'étoit une clause absolument nécessaire à plusieurs égards; je craignois cependant qu'on ne voulût pas y souscrire, et j'envisageois ce refus comme un très-grand obstacle à l'exécution de mon systéme. J'avois grand tort, et je demande mille pardons aux femmes de mon pays, de les avoir soupçonnées d'une qualité qui n'est plus absolument de mode, je veux dire de modestie. Je reçûs un si grand nombre de nottes, qu'on ne pouvoit suffire à les enregîtrer, et que je me vis forcé au bout de quarante-huit heures, d'avertir qu'il m'étoit impossible de faire honneur à un plus grand nombre de billets, et que les Dames qui s'exposeroient jusqu'à nouvet ordre, ce seroit à leurs risques, périls el ortu nes.

Je m'enfermai chez moi, et je me livrai tout entier à l'étude des moyens de perfectionner ma découverte, jusqu'à l'expiration du terme préscrit, pour commencer mes expériences, avec les Dames que j'avois dans ma maison. Je visitois tous les jours mes matrices artificielles, et j'eus grand soin d'y entretenir le même degré de chaleur, soit en ouvrant ou fermant les régîtres, soit en ôtant ou ajoûtant du fumier.

Enfin le moment si ardemment désiré arriva: je fis passer mes Pensionnaires dans mon jardin, et dans l'espace d'une heure, elles furent toutes heureusement délivrées du fruit de leurs récréations; elles prirent congé de moi après de grands remercimens, et des prières instantes, de leur faire sçavoir le jour, auquel je voudrois bien leur accorder de nouveau l'entrée de ma maison.

Les Dames externes, qui avoient pris date pour les deux jours suivans, furent ponctuelles au rendez-vous, et elles trouvèrent toutes le même soulagement à leurs inquiétudes. En un mot, l'accouchement général fut si heureux, que je me trouvai en trois jours, à la tête d'une armée de plus de trois mille Embrions. Je me gardai bien de les plonger dans mon a n a l e p t i c ; la fatale experience que j'en avois fait sur mon fils, ne m'avoit malheureusement que trop instruit sur ce sujet.

L'heureux succès que je venois d'éprouver, en donnant l'être à un si grand nombre de petits hommes et de petites femmes, concouroit à me persuader, qu'il étoit possible de trouver un moyen, de les faire parvenir au terme de neuf mois, et que cette réussite, dépendoit de la composition ou de l'application d'une liqueur, qui pût leur servir de nourriture; c'est ce qui dès le moment, fit l'objét principal de mes recherches et de mes travaux.

Cependant, malgré cette persuasion, qui pouvoit être regardée comme fondée, je ne négligeai rien, et je fis diverses expériences pour tâcher de parvenir par une autre voye, si cela étoit possible, à la perfection de ma découverte. J'observai pour chaque étuve particulière une conduite différente, afin que si l'une venoit à marquer, et l'autre à réussir, je pûs constater une façon de les gouverner. J'ajoutai du fumier à l'une, j'en ôtai à l'autre; je couvris celle-ci d'une couverture, afin d'empêcher l'air extérieur d'y pénétrer; je laissai celle-là découverte, afin qu'elle y fût continuellement exposée. Dans certains fours j'ouvris tous les régîtres, dans d'autres je les fermai. Mais hélas! Est-il possible de songer à tout dans un coup d'essai? Non sans doute; et pour imiter la sincérité de notre grand Maître

Hippocrate, qui après un long détail de la manière dont il traita une maladie, confesse ingenuément que le malade en mourut. Je dois, malgré le chagrin que j'en ressens encore, convenir ici de bonne foi, que toutes mes espérances furent renversées, par la mort successive de tous mes Embrions, les uns périrent de l'excès du froid ; les autres de l'excès du chaud ; le défaut d'air en étouffa plusieurs ; sa trop grande abondance en fit mourir un aussi grand nombre : en un mot, de trois mille foetus que je possédois, il me fut impossible d'en faire vivre un plus de quatre jours.

Je viens, Monsieur, de vous faire un exposé véridique, de l'état où en est ce grand oeuvre, et je suis persuadé, que vous convenez intérieurement, qu'il est possible de le conduire à sa perfection, et de trouver un moyen d'élever ces foetus, jusqu'au moment auquel on peut les remettre entre les mains des Nourrices.

Permettez-moi de vous demander maintenant, ce que vous pensez de l'obligation que doit m'avoir le monde entier, pour une pareille découverte? De qu'elle récompense assez considérable, ma Patrie peut-elle payer un secret, qui và la rendre la plus riche et la plus puissante Nation de l'Univers? Mon ambition cependant sera satisfaite, quant à présent, si l'on veut m'accorder une souscription volontaire parmi les Dames, pour l'établissement de mes nouveaux fours, et des patentes, qui m'en assûrent le revenu pendant quatre-vingt-dix-neuf ans, aux conditions que dans vingt-un ans de leur date, je m'engage à fournir annuellement cent-cinquante-mille hommes, en état de porter les armes et de défendre mon Roy et ma Patrie.

Laissons, Monsieur, aux François le soin de faire éclore des poulets; et travaillons à faire naître des hommes. Quel est l'ennemi qui pourra nous résister, lorsqu'un seul jardin suffira, pour mettre sur pied des armées considérables? Que sont, en comparaison de mon système, les différens plans de ces cerveaux brûlés, qui nous étourdissent depuis vingt-ans de leurs projéts, pour acquitter les dettes nationales. Que ma découverte soit encouragée, comme elle le mérite, et il ne sera plus question d'inventer de nouveaux impôts, ni de réduire les intérêts des emprunts publics.

La richesse d'un Royaume, consiste sans contredit dans le nombre de ses Habitans; par conséquent, si la proposition qu'avance un de mes Compatriotes est vraye, c'est-à-dire, si tout Sujét mâle existant, rapporte au Roy dix Guinées par an, combien de millions ne vais-je point mettre dans les coffres de ma Patrie, par la quantité innombrable de Citoyens, dont je vais la peupler?

Heureux, le pays dans lequel est né Richard Roe, mais plus heureux encore Richard Roe, d'être né dans un pays qui mérité à si juste titre un aussi grand bonheur!

Je sçai, mon cher Docteur, que vous et moi vivons dans un siècle, où l'usage est d'établir la Théorie, et de forcer ensuite la Pratique à y correspondre; mais moi, qui crois pouvoir avec raison me distinguer du reste des hommes, je veux être le fondateur d'une nouvelle Méthode de philosopher, et maintenant que j'ai fermement constaté le fait; je vais en établir la Théorie.

On m'objectera peut-être, que mon systéme ne tend à rien moins que de produire des enfans, et comment est-il possible, s'écriera le Public, qu'un homme puisse produire son semblable? C'est une question, à laquelle une fille de dix ans auroit bientôt répondu, mais ce n'est pas ce dont il s'agit maintenant: je ne crée pas plus des hommes que Mr. De . . . crée des poulets: notre intention commune est seulement de les faire naître, et de les élever jusqu'à un certain âge.

Mais je suppose, que mon but soit d'en produire, où sont les raisons qui m'en démontrent l'impossibilité? Les enfans sont du nombre des productions de la nature, pourquoi donc ne seroit-il pas possible de faire ses fonctions, dans une de ses productions aussi-bien que dans une autre?

Combien de certitude n'avons-nous pas aujourd'hui, que l'on peut faire de l'or, et combien de preuves avons-nous qu'on est parvenu à en faire ? Il n'est pas douteux, que l'on parviendroit également à produire les autres métaux, si l'on vouloit s'y appliquer, ou, si le bénéfice qu'on en retireroit seroit, suffisant, pour dédommager des peines qu'on auroit pris pour y réussir.

Des minêraux passons aux végétaux; pourquoi ne seroit-il aussi aisé de produire un enfant de son principe, dans un tonneau ou dans un four, qu'il est facile de faire revivre de leurs cendres un lys ou une tulipe dans un récipient ?

Il est vrai, que ces plantes ressuscitées, n'ont pas une plus longue durée, que n'en ont eu malheureusement mes Embrions, et qu'elles retournent en cendres, aussi-tôt que l'air les a frappé ; mais peût-être que le secret de les rendre durables, et celui de conserver mes petits hommes, seront découverts en même tems.

Si l'on veut se donner la peine de lire nos Transactions Philosophiques, (Ouvrage, auquel ce seroit un aussi grand crime de ne pas ajoûter foi, que de révoquer en doute le contenu d'un Livre, que par respect nous ne nommons jamais dans nos Assemblées,) on y trouvera le détail d'un moyen de produire des oranges, aussi douces et aussi sucrées, que celles que l'on và chercher dans les Pays étrangers.

Le profond génie, auquel nous sommes redevables de cet art merveilleux, nous assûre l'avoir non-seulement inventé, mais même éprouvé plusieurs fois.

Il ne faut pour y parvenir. que mettre dans une bouteille d'huile d'amandes douces quelques fleurs d'orange, les y laisser dissoudre, et fermer ensuite la bouteille jusqu'à la saison suivante, alors, on verra dans la bouteille quantité de fleurs s'épanouïr, se nouër, et produire enfin des oranges d'un goût et d'un parfum délicieux.

Mais c'est assez parler des productions inanimées: Disons quelque chose des êtres vivans.

Tout l'Univers a entendu parler, de ce François qui produisoit des insectes, des minéraux et des végétaux, dans un peu de terre qu'il avoit séparé d'une eau distillée.

Le fameux Kenelm Digby, produisoit communément des écrevisses, et il en fournissoit journellement sa table.

Le grand Paracelse, dont les écrits ont au moins autant de réputation que nos Transactions Philosophiques, nous assûre avoir fait plusieurs fois dans une bouteille chimique, une figure humaine qui rémuoit, qui parloit et qui raisonnoit.

Si Paracelse a opéré ce prodige, sans le secours d'aucune matrice, à combien plus forte raison, mon systême doit-il paroître praticable à tout homme qui réfléchit, puisque je me sers d'un récipient, qui moyennant mes préparations fait les fonctions de celui de la femme, et que j'y dépose un fardeau qu'elles n'auront plus l'incommodité de porter, que pendant la trente-cinquième partie du tems ordinaire.

Mais, sans avoir recours aux Chimistes et aux Philosophes, l'Histoire nous fournit plusieurs exemples, qui concurent à confirmer la solidité de ma découverte.

Par quels moyens, Bacchus est-il parvenu de l'état d'Embrion au terme ordinaire, si ce n'est, par l'effet de ceux dont je viens de donner le détail ?

C'auroit été un anacronisme grossier, d'introduire l'usage des tonneaux dans le monde, avant que le Dieu du Vin eût existé ; aussi le Héros qui le conserva, fut-il obligé d'avoir recours à la ruse dont s'est servi un voyageur, pour cacher un diamant qui avoit été dérobé ; il se fit une incision à la cuisse dans laquelle il le recela.

On sçait que l'usage des Poëtes est, de donner toujours un air de prodige aux événemens les plus simples; mais sans nous arrêter aux ornements de la fiction, rapportons l'histoire telle qu'elle est.

Il régnoit jadis en Créte un certain Jupiter, qui étoit, sans contredit, le plus grand débauché de son Royaume; dans le nombre des Dames qui venoient faire leur cour à la Reine, il jetla les jeux sur une brune fort piquante nommée S é m é l é, qui étoit la fille d'un vieux Officier de son armée. Son rang, lui facilita bien-tôt les moyens de s'introduire auprès d'elle, et d'en obtenir des faveurs qu'on refuse ra rement à son Roy; mais comme c'étoit un libertin déterminé, il avoit à peine ébauché l'individu de B a c c h u s, qu'il abandonna sa conquête, et vola dans les bras d'une autre femme, qui lui joüa d'un fort vilain tour, et qui paya d'un retour très-cuisant, les soins qu'il lui rendit pendant plusieurs jours.

J u p i t e r, ne fut éclairci sur son infortune, que l'orsquil en eut communiqué les fruits amers à la Reine son épouse.

Par un bonheur singulier, le Roy n'avoit point eu depuis cet accident d'entrevûës sérieuses avec Sémélé, et il ne lui avoit rendu que quelques visites de bienséance, par rapport à l'enfant, dont elle étoit enceinte.

Junon, dans la résolution de ce venger des douleurs qu'elle souffroit, prit le parti de se déguïser, et de parcourir son Royaume, pour tâcher de découvrir la femme, qui avoit fait ce funeste présent à son mari. Elle se rendit chez Sémélé; mais à l'ingenuité de sa conversation, elle reconnut aisément, qu'elle étoit non seulement innocente sur la cause de son désespoir, mais même, que Jupiter ne lui avoit point fait part de la maladie dont il étoit atteint.

Comme elle sçavoit cependant, qu'il n'y avoit pas long-tems que Jupiter l'étoit venu voir, elle fut si piquée de ce qu'il avoit respecté sa santé, qu'elle forma sur le champ le dessein de l'associer à son malheur; en conséquence, elle entra dans un grand détail sur les qualités de son mari: fit l'éloge avantageux de son mérite, de ses talens, de sa vigueur et des agrémens de sa personne: „Ma „chère Demoiselle, lui dit-elle, je connois Ju„piter mieux que vous ne pensez; je vous „veux du bien. et je ne peux m'empêcher de „vous donner un bon avis: je vois qu'il s'est „contenté auprès de vous, d'un badinage assez „superficiel; tâchez de l'engager à vous traiter „de la même façon, dont je sçai qu'il en use „avec sa femme, et je vous garantis des plai„sirs, dont son amour ne vous a donné jusqu'à „présent qu'une idée très-imparfaite.“ Sémélé jeune, curieuse, et qui avoit d'ailleurs une inclination décidée pour le plaisir, fit ses réfléxions sur les conseils qu'on venoit de lui donner; elle se ressouvint, qu'effectivement depuis plusieurs jours, son Amant la traitoit avec beaucoup d'indifférence. A la prémiere visite qu'elle en reçût, elle lui fit innocemment mille agaceries, pour éprouver si tout ce qu'on lui avoit dit étoit vrai, Jupiter se voyant ainsi prévenu, s'étourdit insensiblement sur ses remords qui auroient dû le retenir; et cédant enfin à l'attrait du plaisir qui lui étoit offert de si bonne grace, il se précipita dans les bras de sa Maîtresse, et lui fit part de toute la volupté dont on avoit flatté son imagination, ainsi que de toute la subtilité du poison, dont il étoit enrichi.

Si nous remontons aux Siécles fabuleux, alors que chaque chose étoit aggrandie par les ornemens poëtiques, nous lisons que plusieurs Dames sont devenuës grosses par des moyens si étranges, que je ne doute pas, qu'elles ne dûssent leur grossesse à ce que j'ai rapporté, et j'espère que tous les Commentateurs, et les Etymologistes se rendront, à l'avenir, à mon explication. Autrement, comment se figurer que Junon devint enceinte, seulement en mangeant un morceau de chou*), que Flora avoit cueilli pour elle dans les champs Oléniens. Il est clair, qu'il faut qu'elle ait avalé en même tems, quelques-uns de ces petits animaux, et qu'ainsi, le petit Mars se soit trouvé dans son sein. Autrement, comment rendre raison encore de l'étrange conception de Danaé dans sa prison? Quelque vieux Oracle avoit prédit, que son Père Acrisius auroit la gorge coupée par son petit-fils, et pour rendre vaine cette prédiction, il fit en-

---

*) Quod petis, Oleniis, inquam, mihi missus ab arvis
Flors dabit; est hortis unicus ille meis . . .
Protinus haerentem decerpsi pollice florem.
Fitque potens voti; Marsque creatus erat . . .
Ovid. 5. Fast. 251.

fermer sa fille dans une Tour couverte de cuivre. Dans une telle prison, il étoit impossible à quelqu'autre chose qu'au vent, d'avoir accès auprès d'elle. Cependant, ce fut dans ces circonstances, que la Dame devint enceinte du très-puissant Persée, qui accomplit l'Oracle, en mettant à mort Acrisius. En effet, les Poëtes nous comptent une histoire étrange, et peu vraisemblable de Jupiter, qui, transformé en Pluye d'or, passa à travers le toit de la maison: ce qui n'est certainement qu'une fiction poëtique, inventée pour rendre raison d'un Phénomène embarrassant.

L'Histoire de Boreas, qui s'enfuit par a fenêtre du grenier avec une héritière, et lui fit un enfant, comme on le voit dans les Métamorphoses d'Ovide: cette histoire, dis-je, regarde plus directement nôtre sujét, et fixe la maniére dont la fille concût. Nous savons tous, que la Poësie a coûtume de personifier tous ses objéts, et si une Dame se trouve enceinte du vent, rien n'est si naturel, que de faire un Dieu de cet Elément, et d'en attribuer les effets au pouvoir surnaturel *). J'avouë pourtant, qu'il y a ici une incongruité suivant mon Systême; mais cela vient peut-être de la liberté poëtique, ou bien, la Dame se trompa-t-elle peut-être touchant le côté du vent, en comptant son histoire. En général, toutes les fois que nous lisons, que des filles ont été engrossées par des Riviéres, par des Dragons, par des Pluyes d'or etc. nous pouvons conclure, que cela n'étoit que le vent, que ce n'étoit au monde que le vent, que faute d'en con-

---

*) Nous devons interpréter de cette maniére, ce qu'Ovide met dans la bouche de Flora, où elle nous dit qu'elle fut ravie par Zéphir.

Ver erat; errabam; Zephyrus conspexit; ahibam.
Insequitur; fugio, fortior ille fuit. Fast. L. 5. v. 201.

noître les causes réelles, on a été bien aise d'en donner d'imaginaires, et les Poëtes saisissant les lieux communs si capables de faire fortune, y ont fait tant d'additions, qu'à la fin elles ne furent plus aperçuës qu'à la lumière de la Fable et des Romans.

Si nous descendons de ces tems allégoriques, aux âges qui les ont suivis, lorsque l'Histoire eut acquis un stile plus raisonnable, et se contenta de dire la vérité sans la déguiser, nous trouverons aussi quelques exemples qui reviennent à notre propos. Diodore de Sicile, dans une vieille Edition de ses ouvrages, qui m'a été communiquée par le docte et ingenieux Docteur . . . . . mon ami, nous aprend, qu'une sorciére d'Egypte, parmi bien d'autres prétentions surnaturelles, eut celle de pouvoir devenir enceinte sans l'aide de l'homme; et à la faveur de cette prétention, auroit voulu se faire croire la célébre Isis, revenuë pour visiter son païs natal; mais un Prêtre de Taautes ou de Mercure, fut enfin trouvé dans le lit avec elle, et ce fut fini.

Polybe, rapporte une histoire qui revient plus directement à notre sujét; mais il en parle avec tant de défiance de lui-même, que je ne veux pas hazarder de la produire, crainte de donner un air de Roman à cet Ouvrage*).

Parmi les Historiens Romains, je ne puis produire qu'un seul exemple tiré de Tite-Live, au suget d'une femme, qui avoit la réputation d'être accouchée de deux jumeaux, dans une Isle déserte où elle avoit fait naufrage, et où il n'y avoit pas eu face d'homme, pendant l'espace de neuf ans avant sa délivrance. L'Historien nous dit, qu'elle fut portée à Rome, et

---

*) Voyez Polyb. L. 3. p. 230.

examiné devant le Senat ; mais les particularités de cette histoire sont si longues et si ennuyeuses, qui j'aime mieux renvoyer le Lecteur à l'Original, au . . . livre de son incomparable Histoire.

C'est-là tout ce que j'ai pû rencontrer dans mes lectures, et que j'ai crû devoir rapporter, comme pouvant donner quelque jour à mon hypothése, et la confirmer. Mais j'en appelle à l'ingénieux Mr. Warburton, le Juge souverain des vieux problêmes, et des controverses modernes, qui sçait bien le zéle qu'ont les Auteurs, que leurs ouvrages soyent estimés originaux. Je lui laisse juger, si, non-obstant tout ce que je viens de rapporter, je n'ai pas le droit d'être regardé comme le prémier, qui a fait la découverte de ce mystère. Je prononce avec le plus profond respect le nom de cet Auteur, qui incontestablement est aujourd'hui à la tête du Catalogue des Ecrivains Britanniques, et ce seroit pour moi un plaisir inexprimable, s'il vouloit discuter ce sujét dans la prochain volume de sa Legation Divine, si tant est qu'il veuille obliger le monde avec un ouvrage si fort attendu. Que s'il arrivoit par hazard, qu'il n'eût pas de place pour le faire, étant déjà pourvû de son compliment de digression, (car enfin un Livre ne peut tout pas contenir) j'ai du moins la vanité de m'attendre à une Lettre de sa part par le prémier Courier, par laquelle je me flatte que, suivant son usage, il me remerciera et complimentera sur mon ouvrage, pour me faire ouverture d'entrer en commerce avec lui.

Mais avant de conclure, il nous reste à expliquer le grand avantage, que le monde ressentira de la publication de cet ouvrage; car c'est ce qui doit me redimer du nom injurieux de faiseur de Projéts, et me ranger au nombre de ces hommes illustres, qui ont été les Inventeurs des arts utiles, pour la commodité et le bonheur de la vie*).

Et en prémier lieu, je me flatte d'avoir mérité la reconnoissance de tout le Beau-Séxe en général, pour avoir désabusé le genre humain, sur la manière dont les femmes peuvent devenir enceintes, et avoir appris comment elles peuvent se trouver telles dans l'état du célibat, sans que leur vertu ait souffert la moindre atteinte.

> Cur ego desperem fieri sine conjuge mater,
> Et parere intacto, dum modo casta, viro?

Au lieu qu'auparavant, quand le monde étoit assez foux, pour supposer que l'homme étoit toujours nécessaire pour procréer, com-

---

*) Inventas aut qui vitam excoluere per artes. Virg. VI. Aeneid. 663.

bien de Dames n'ont-elles pas perdu innocemment leur réputation? Combien de malheureuses créatures, n'ont-elles pas succombé sous la censure du monde malin? de combien de visites n'ont-elles pas été excluës, et perdu de parties de cartes? combien de prudes ne se sont pas moqué d'elles, uniquement à cause du mince inconvénient, d'être devenuës enceintes avant le mariage? Mais cette découverte une fois répanduë, il sera aisé à une jeune Dame de perdre son pucellage, sans perdre son honneur, et de prendre l'air sans aucune crainte de calomnie et de reproche, pour un plaisir si innocent.

> Jam redit et virgo, redeunt Saturnia regna,
> Jam nova progenies coelo demittitur alto.

Un second grand avantage qui résultera de ma découverte, sera une absolution totale du mariage, étant dont depuis si long-tems tout le monde poli se plaint, comme d'une charge pesante, insupportable, incompatible avec les autres articles du plaisir moderne, et destructif de cette liberté, qui appartient de droit aux honnêtes gens. C'est en conséquence du mariage, que nous voyons Ducs et Duchesses, Seigneurs et Dames, et les Grands de toute espèce se prostituer, faire des Divorces, se régaler réciproquement du poison, se faire mourir de faim, s'étrangler, et mettre en oeuvre tous les autres gentils artifices pour rompre leurs fers, et se délivrer d'un esclavage pire que celui d'Egypte. Or, moi qui suis un des plus devoués admirateurs des Grands, disposé à estimer toute chose sage, juste et équitable, qui sort de la bouche d'un Gentil-homme, je me crois heureux d'être l'Auteur d'un plan, qui est naturellement si conforme aux désirs des Grands; puisque je les délivre de la plus pernicieuse institution qu'il y ait, qui n'est apuyée sur aucune autre autorité que sur celle d l'Ecriture, autorité si surannée, et si peu d'usag parmi la partie la plus polie du genre humain Je ne puis douter, que toutes les femmes à l'avenir ne choisissent de multiplier l'espèce su mon plan. Je puis les assûrer, pour leur consolation, qu'elles ne perdront rien de leur plaisirs dans le commerce ordinaire ave l'homme; et la tendresse que les Dames on toujours témoigné aux Zéphirs, prouve assez c que je dis; quoique jusqu'ici, elles ayen été dans l'ignorance de la cause des sensations agréables, excitées par ce ven amoureux.

Mais, il reste encore à en faire connoître le principal avantage; et je ne puis le décrire à moins d'élever mon stile,

> Major rerum mihi nascitur ordo,
> Majus opus moveo . . . . .

Il y a une certaine maladie qui n'est que trop épidémique, laquelle a beaucoup exercé la spéculation, et plus encore la pratique du genre humain. Qu'on l'appelle lues Venerea avec les Médecins, indisposition Vénérienne avec les Apoticaires, mal François avec les Dames; ou avec les gens polis, Pox; n'importe: elle est connuë sous tous ces noms, outre une infinité d'autres tîtres inférieurs, qui marquent les différens degrés de cette peste puissante et destructrice.

— — — nomina mille,
Mille nocendi artes.

Quelques-uns disent, que Colomb la porta de son nouveau monde Amériquain dans une boëte, et qu'elle n'est autre chose que le Jaws*),

* Maladie Amériquaine.

qui opére différemment sur les constitutions Européennes*).

D'autres ne sont pas allé plus loin qu'en France et nous assûrent très confidemment, que cette maladie nous a été apportée de ce païs-là avec toutes ces élégantes modes, pour lesquelles nous nous trouvons endettés vers ce païs de luxe et de rafinement. Mais quelque douteuse et incertaine que soit son origine, ses exploits ne le sont pas, et que n'ai-je la plume de Fracastorius**) pour décrire les ra-

*) Quoique quelques Auteurs soutiennent que cette maladie est nouvelle, je suis persuadé, qu'elle est aussi ancienne que les jours d'Hercule, et que ces illustres assassins, les Géans, en étoient infectés. La chemise envenimée de Nessus, et les tourmens qu'il souffrit pour la mettre, ne sont qu'une parfaite allégorie poëtique, que j'interprête de la manière suivante: Nessus empesta sa Maîtresse, et elle empesta Hercule.

**) Auteur Italien, qui a fait un très-beau Poëme Latin sur cette maladie.

vages qu'elle fait sur le corps humain ! Venez à mon secours, vous tous, hommes perdus de débauche, tandis que je tâche de peindre les dégats de cette maladie honorable, de laquelle sont morts cent de vos ayeux, et dont vous vous vantez vous mêmes avec tant d'ostentation dans les Tavernes et les Cafés, au grand avantage de la vertu et de la morale. Dites illustres — — et — — car vous le sçavez, avec quelle fatale rapidité son venin se répand dans tout le corps, comment il mine les dents, abbat le nez, porte la pourriture dans les os, et le poison dans les moëlles ? Dites encore, désirables enfans du plaisir, par l'expérience peut aussi vous l'avoir appris, comment par contagion ce mal se répand, et opére par communication ? Des maris le donnent à leurs femmes, et des femmes à leurs maris ; il produit de mauvais effets, non seulement durant la vie, mais il revit encore dans la postérité, et est substitué aux héritiers des grandes maisons. C'est une succession assûrée, car nous voyons souvent, et même trop souvent, qu'un sang corrompu est le seul héritage qui passe aux enfans des Nobles. De-là cette race énervée, foible de corps, et encore plus foible d'esprit; race chétive, mal-bâtie, efféminée, qui porte sur elle, en caractéres les plus lisibles, l'empreinte des crimes de ses Péres; et quoique sujéts à être emportés par le moindre souffle de vent, ces misérables individus, ont l'arrogance de se carrer le long du Mail *) avec l'épée à leur côté, se figurant être des hommes. Hélas! les femmes de chambre de leurs Mères séroient mieux les hommes qu'eux.

Non his juventus orta parentibus
Infecit aequor sanguine Gallico **).

---

*) Promenade dans le Parc de St. James.

**) Voyez Horat. l. 3. od. 6.

Or, cette Maladie si terrible dans ses effets, et si pernicieuse dans ses conséquences, a été attaqué en vain depuis plusieurs siécles par tout l'art d'Esculape. Le Mercure*) a épuisé tout son pouvoir, les salivations étalent leurs influences purifiantes sans effet, et le puissant Ward avec ses célébres pillules, assis dans son fauteuil à Whitehall, se désespére de se voir vaincû par cette invincible maladie. Mais, ce que ni les ordonnances des Médecins, ni les opérations des Chirurgiens, ce que ni les Gradués de la Faculté avec leurs purgations, n'ont jamais pû venir à bout de faire, je prétends l'obtenir d'une maniére sûre, aisée et réelle (absit superbia dicto), et de chasser à

*) César nous dit, que nos Ancêtres Britanniques, ont adoré Mercure au-dessus de tous les autres Dieux. Deum maxime Mercurium colunt. La postérité a de la vénération pour le même Dieu.

jamais la vérole hors de la domination de Sa Majesté. Si tout ce qui a une figure femelle, (car je n'ose pas les appeller toutes femmes) veut agréer de se priver des embrassemens des hommes pour un an, (il me semble que ma proposition est très-honnête, et que je leur offre une chose, qui les dédomagera bien de ce qu'elles perdront) en ce cas, cette playe destructive cessera de les obséder. Je laisse juger aux très-honorables Lords du Conseil privée, et je leur recommande (avec toute la soumission qui est duë à leur jugement et à leur mérite) d'examiner, si un Edit du Roy ne seroit pas bien employé, à défendre toute conjonction dans le Royaume pendant l'espace d'un an, à commencer à la prochaine Notre Dame, afin d'arrêter l'accroissement et les progrés d'une contagion, bien plus fatale que celle qui balaye à présent nos bêtes à cornes, et qui en vérité mérite bien autant l'interposition de l'autorité publique.

Mais, les faiseurs d'objections peuvent encore demander : Si vos enfans deux fois distillés, qui suivant l'ancienne voye de la génération, passant à travers les vaisseaux séminaires des deux Séxes, ne seront pas nécessairement plus sains et plus vigoureux, que le seront vos enfans distillés qu'une fois, lesquels ne recevront la nouriture que de la matrice de la femme ?

Quoique je puisse tirer plusieurs argumens très-pressans de la Philosophie la plus profonde, pour confuter un si sot préjugé, toutefois je préfére de répondre à cette question par une autre. Je demande : Si la race présente des Pères, sur tout de ceux du prémier rang, dans les circonstances que je viens de rapporter, sont tous propres à engendrer ? Au lieu que, quand on laissera les femmes procréer d'elles-mêmes, et que le mal Vénérien sera banni de parmi nous, nous pouvons espérer de voir alors une postérité saine et robuste. La valeur Britannique recouvrera alors son ancienne gloire. Alors les Cressy, les Agincourts et les Blenheims continuëront à embellir nos Annales.

Et Henry ne sera pas le dernier qui ait conquis la France.

C'est pourquoi, ne doutant pas que mon Système n'ait un prompt succès, je ferai mes efforts pour obtenir une Patente, qui m'assûre le Privilége exclusif de l'avantage de cette découverte; et en attendant, j'ai pris une maison en Hay-Market, (dans le marché au foin) où je donnerai audience, depuis sept ou huit heures du soir jusqu'à minuit, à toutes les femmes qui désirent de faire des enfans; et si elles veulent se soûmettre tranquillement à mes expériences, je leur assûrerai leur grossesse dans un tems convenable, à calculer depuis l'heure qu'elles m'auront favorisé de leur visite. Qu'elles considérent, que la gloire et l'intérêt de la Grande Bretagne dépendent maintenant d'elles; qu'il est en leur pouvoir de relever notre vigueur; et je puis dire, de réformer la race Angloise. Par-là leur nom sera célébre dans l'Histoire, comme d'illustres propagatrices de Héros, des fondatrices d'une nouvelle secte d'hommes, et leur postérité deviendra de main en main, aussi fameuse que celle des Dames Spartiates et des Dames Romaines, dont plusieurs galants exploits, pour le bien de leur patrie dans des tems de détresse, engagérent les Poëtes et les Historiens à célébrer leur gloire.

Mais, je m'adresse principalement et avec les plus vives instances à vous, Messieurs, qui brillez dans la dignité de Membre de la Societé

Royale, et je me flatte que vous voudrez bien recommander ce Traité au Public, avec toute la chaleur et le zéle, qui devient le Promoteur des connoissances utiles, le Patron des Savans, le Juge des Sciences, et l'investigateur de la Vérité.

Je suis, Messieurs, avec tout le respect, la déférence, soumission, et vénération possibles,

Votre trés-humble, trés-obéissant,
et dévoué Serviteur,

ABRAHAM JOHNSON.

www.ingramcontent.com/pod-product-compliance
Ingram Content Group UK Ltd.
Pitfield, Milton Keynes, MK11 3LW, UK
UKHW021311190726
13839UKWH00007B/1174